Zorggericht: differentiëren
**Psychiatrie en verstandelijk-gehandicaptenzorg: deelkwalificatie 414**

**Zorggericht**
Leermiddelenreeks voor de verpleegkundige en verzorgende opleidingen

Zorggericht: differentiëren

# PSYCHIATRIE EN VERSTANDELIJK-GEHANDICAPTENZORG DEELKWALIFICATIE 414

*J. van Meteren*

Bohn Stafleu van Loghum
Houten 2005

© 2005 Bohn Stafleu van Loghum, Houten
Alle rechten voorbehouden. Niets uit deze uitgave mag worden verveelvoudigd, opgeslagen in een geautomatiseerd gegevensbestand, of openbaar gemaakt, in enige vorm of op enige wijze, hetzij elektronisch, mechanisch, door fotokopieën, opnamen, of enig andere manier, zonder voorafgaande schriftelijke toestemming van de uitgever.
Voor zover het maken van kopieën uit deze uitgave is toegestaan op grond van artikel 16b Auteurswet 1912 j° het besluit van 20 juni 1974, Stb. 351, zoals gewijzigd bij Besluit van 23 augustus 1985, Stb. 471 en artikel 17 Auteurswet 1912, dient men de daarvoor wettelijk verschuldigde vergoedingen te voldoen aan de Stichting Reprorecht (Postbus 3060, 1230 KB Hoofddorp). Voor het overnemen van (een) gedeelte(n) uit deze uitgave in bloemlezingen, readers en andere compilatiewerken (artikel 16 Auteurswet 1912) dient men zich tot de uitgever te wenden.

ISBN 90 313 4663 2
NUR 897


Bohn Stafleu van Loghum
Het Spoor 2
Postbus 246
3990 GA Houten

www.bsl.nl


Distributeur in België
Standaard Uitgeverij
Belgiëlei 147a
2018 Antwerpen

www.standaarduitgeverij.be

Inhoud

| Pagina 6 | Woord vooraf |
|---|---|
| Pagina 7 | Afstuderen |

| Pagina 8 | **Casus 1: Het verhaal van Sanne** |
|---|---|
| Pagina 9 | Oriëntatie op de casus |
| Pagina 10 | Leertaak 1: Therapie: have a break, don't take a kitkat |
| Pagina 10 | Leertaak 2: Verpleegplan |
| Pagina 11 | Leertaak 3: Pesten |
| Pagina 11 | Leertaak 4: Voorzieningen en beleid |
| Pagina 12 | Evaluatie van de casus |

| Pagina 14 | **Casus 2: Borderlineverhalen** |
|---|---|
| Pagina 15 | Oriëntatie op de casus |
| Pagina 16 | Leertaak 1: Borderline en therapie |
| Pagina 17 | Leertaak 2: Verpleegplan/behandelplan |
| Pagina 17 | Leertaak 3: Voorzieningen |
| Pagina 18 | Leertaak 4: Communicatie en privacy |
| Pagina 18 | Evaluatie van de casus |

| Pagina 20 | **Casus 3: Het verhaal van Mohammed** |
|---|---|
| Pagina 21 | Oriëntatie op de casus |
| Pagina 22 | Leertaak 1: Diagnostiek, begeleiding en zorggebruik |
| Pagina 22 | Leertaak 2: Meervoudige handicap |
| Pagina 23 | Leertaak 3: Kwaliteit en continuïteit van zorg |
| Pagina 24 | Leertaak 4: Specifieke zorg |
| Pagina 24 | Evaluatie van de casus |

| Pagina 26 | **Casus 4: Je eigen casus** |
|---|---|
| Pagina 26 | Oriëntatie en voorbereiding op de casus |
| Pagina 27 | Evaluatie van de casus |

| Pagina 28 | Literatuur |

# Woord vooraf

## Zonder jou zijn we nergens

**Proficiat!**
Je hebt de basis- en hoofdfase van de opleiding met succes afgesloten. Je begint nu aan de laatste fase van je opleiding: de differentiatiefase. De opzet van de serie werkboeken voor de differentiatiefase van *Zorggericht* is anders als de opzet van de werkboeken in de basis- en hoofdfase. In de differentiatiefase staat namelijk de totale zorgverlening aan een specifieke groep zorgverleners centraal. Je maakt dus een keuze voor het verwerven van meer inzicht in specifieke groep zorgvragers: een specifieke zorgcategorie.

**De opzet van *Zorggericht*: differentiëren**
In plaats van één lange casus met leertaken die zich op onderdelen van de zorg richt, zoals in voorgaande werkboeken, krijg je hier drie (mini)casussen aangeboden. De eerste drie leertaken en opdrachten bij de minicasussen laten veel overeenkomsten zien. Dit geeft veel ruimte voor eigen invulling van de opdrachten. Een vierde leertaak gaat over specifieke zorg aan de zorgcategorie die centraal staat in de casus en deelkwalificatie.
Daarnaast zul je zelf een vierde casus in gaan vullen die je vanuit je stage- of praktijkervaring kiest. Je maakt hiervoor gebruik van een realistische praktijksituatie. In de planning van de differentiatiefase moet je er dus tijdig rekening mee houden dat je tijdens het werk/de BPV een zorgsituatie kiest die als vierde casus bruikbaar is.

**Afstudeerproject**
Ook werk je in de differentiatiefase aan je afstudeerproject. Het afstudeerproject is het afsluitende resultaat van de differentiatiefase. In jouw afstudeerproject en de producten die daarbij horen, laat je zien dat je een competente verpleegkundige bent. Dat wil zeggen dat je alle aspecten van de zorg kunt verlenen die nodig zijn voor deze specifieke groep zorgvragers. Producten zijn bijvoorbeeld: een artikel, een verpleegplan of een themabijeenkomst. Bij de evaluatie van de casussen zijn opdrachten opgenomen die je voor je afstudeerproject zou kunnen gebruiken. Je zult zien dat er in de opdrachten een grote mate van zelfsturing van je wordt gevraagd: je kiest je thema's en werkwijze zelf. Op deze manier geef je kleur en richting aan deze laatste fase van je opleiding, passend bij het niveau van een zelfstandig verpleegkundige.

**Totale zorg**
In de differentiatiefase gaat het er dus om dat je de totale zorg kunt verlenen. Dit houdt in dat je kennis, inzicht en vaardigheden kunt laten zien en daarbij de juiste beroepshouding toepast op de volgende thema's:
- de ziektebeelden en behandeling;
- de verpleegkundige zorg;
- preventie en GVO;
- coördinatie en continuïteit van zorg;
- kwaliteitszorg en deskundigheidsbevordering;
- politieke, maatschappelijke en juridische ontwikkelingen.

Voor de toepassing van de totale zorg is de methodiek van klinisch redeneren en zorgverlening volgens 'best practice' een uitstekend richtsnoer.

Je staat er wederom niet alleen voor: de school, het leerbedrijf en de docenten begeleiden je ook in deze fase van je opleiding. In de methode *Zorggericht* blijf je echter zelf verantwoordelijk voor je leerresultaten.

Veel succes!
De redactie

# Afstuderen

## Kiezen voor een differentiatie

Jij bent begonnen aan de laatste fase van je opleiding tot verpleegkundige niveau 4: de differentiatiefase.
De opleiding tot verpleegkundige kent vier differentiaties:
412     klinische zorg
413     kraam-, kind- en jeugdzorg 1
414     psychiatrische en verstandelijk gehandicaptenzorg 1
415     chronisch zieken.

Welke differentiaties je ook kiest, je zult altijd voorafgaand aan de keuze verschillende aspecten in overweging nemen. Je hebt je waarschijnlijk al afgevraagd tot welke groep of categorie van zorgvragers jij je het meest aangetrokken voelt, waar voldoende werkgelegenheid is, hoeveel kans je maakt om op de werkplek van je keuze terecht te komen en wat je daarvoor moet doen of laten.
Kortom, je goed voorbereiden op de keuze van een differentiatie is belangrijk.
Een goede voorbereiding start met een aantal belangrijke vragen die je je moet stellen.

1     Waarom kies je voor een bepaalde differentiatie, wat zijn je motieven?
2     Wat voor beelden en verwachtingen heb je over de werkplek?
3     Wat zal het onderwerp/thema zijn waarin je je gaat verdiepen?

Om antwoord te krijgen op deze vragen kun je zelf actie ondernemen. Je kunt ervaringen over de verschillende werkplekken uitwisselen met je collega-leerlingen of gewoon zelf een kennismakingsgesprek aanvragen in een instelling over een bepaalde groep zorgvragers met zorgvragen waar je nog (te) weinig van weet.
Toets vooral je verwachtingen over de zorg aan de werkelijkheid, zodat je zo goed mogelijk een keuze kunt maken. Soms zul je ook genoegen moeten nemen met een tweede keus, omdat niet in elke zorginstelling voldoende vacatures en/of stageplekken zijn. En soms heb je de keuze al gemaakt, omdat je een verkorte opleiding vanaf de eigen werkplek volgt. Ook hierbij is een terugblik op de gemaakte keuze van belang.

**Een zichtbaar eindresultaat**
Heb je de keuze voor een differentiatie gemaakt, begin dan ook direct na te denken over het onderwerp voor je afstudeerproject. De meeste scholen vragen om een zichtbaar eindresultaat. Dit kan een eindproduct zijn in de vorm van een scriptie, werkstuk, publicatie en/of presentatie. De opleiding en de zorginstelling (in de rol van opdrachtgever) zullen aan het project duidelijke eisen stellen.
In het eindproduct moet je laten zien dat je een competente verpleegkundige beroepsbeoefenaar bent.
Het is aan te bevelen om in overleg met de docent een plan voor de tijdbesteding van deze differentiatie te maken. Op deze manier kan je waarborgen dat er voldoende tijd is voor het uitwerken van de laatste opdracht, de eigen casus.

Voor alle afstudeerprojecten is literatuurstudie een goede start. In de werkboeken van de differentiaties voor niveau 4 zijn bij de evaluatie van de minicasussen opdrachten gegeven. Deze opdrachten kunnen opgevat worden als suggesties voor afstudeerproducten. De opleiding en veelal ook de zorginstelling zullen in overleg beoordelen of de gemaakte keuze voldoende relevant is voor de zorg en in overeenstemming is met de eisen (eindtermen) van de opleiding.

## Casus 1: Het verhaal van Sanne

Mijn verhaal begint al in mijn vroege kinderjaren. Ik was een klein meisje van amper vijf jaar. Mijn vader was voor mij een boeman. Hij zat in die tijd niet goed in zijn vel. Hij had problemen op zijn werk en reageerde dat thuis af door te veel te drinken, te schreeuwen en te slaan. Mijn moeder en ik (enig kind) en soms ook de buren, waren dan de klos. Ik werd toen regelmatig door hem getreiterd en soms ook geslagen. Toen al was een zak chips mijn beste vriend. Mijn vader was de baas in huis en duldde van niemand tegenspraak. Ook al had je niets gedaan, zodra hij weer down en humeurig was kon je klappen verwachten. Ik was in die tijd altijd bang en durfde niets te zeggen of te doen, bang voor de woede van mijn vader. Ook op school was ik een angstig kind. Ik ben vanaf groep 1 tot groep 3 voortdurend gepest. Vlak voor ik naar groep 4 zou gaan, zijn we verhuisd en kwam ik als verlegen nieuwkomer en buitenbeentje in groep 4 van een andere school. Opnieuw was ik een dankbare prooi voor de pesters van de klas. Ik mocht nergens aan meedoen en werd zowel door de meiden als jongens gepest of gemeden. Vaak ben ik huilend van school thuis gekomen. Thuis durfde ik er niet over te praten, bang om uitgelachen of uitgescholden te worden voor softie of zoiets. Het is niet 'vet' om voor je zwakheden uit te komen. Het pesten ging door tot en met groep 8. Ik deed nog steeds alles fout, kreeg overal de schuld van en werd door iedereen gemeden. Mijn zelfvertrouwen was nergens meer en ik was voortdurend bang om te falen. Ik voelde me machteloos en steeds eenzamer worden. Mijn vriendenkring bleef beperkt tot chips, fast food en alles wat maar eetbaar was. 'Have a break, have a kitkat', was mijn levensmotto geworden.

Ook op de middelbare school ging het pesten gewoon door. Eerst dacht ik nog dat het ging om mijn rare brilletje of beugel, maar ze pesten me overal mee. Ik was blijkbaar een gemakkelijke prooi voor hen. Er werd over mij geroddeld, ook over mijn vader en er waren voortdurend rotopmerkingen. Dikke brillewiets, slettekop en beugellijder waren nog de netste woorden. Vaak sloot ik mezelf op tijdens de pauzes op de toiletten. Vijf jaar lang vond ik naar school gaan een ramp. De klassenleraar vond mij maar een zeurpiet. Ik heb daarom veel gespijbeld en mijn heil gezocht in snacktenten en cafetaria. Ik ging er natuurlijk niet beter uitzien. Door al dat eten, snoepen, snacken en schransen werd ik natuurlijk veel te dik. Toen ik 17 jaar was woog ik al 85 kilo! Zeker tweemaal in de week at ik binnen een half uur een grote hoeveelheid calorierijk voedsel.

Gelukkig kon ik redelijk goed leren en heb ik mijn havo-diploma gehaald. Ik ben snel op kamers gaan wonen, waar ik in ieder geval niet gepest werd maar waar ik me wel heel eenzaam voelde en ook nog onzeker. Mijn figuur droeg er niet toe bij dat ik snel vriendjes of vriendinnen kreeg en dus bleef ik aanvankelijk mijn onzekerheid en emoties bestrijden met eten. Dat werd een obsessie. Dag en nacht voelde ik de spanning in mijn vel. Opmerkingen als: als je zo door eet, ga je nog dood, hadden bij mij een averechts effect. De lichamelijke klachten die ik kreeg waren ernstig. Ik had last van bloedarmoede, vochtophoping in de benen, slapeloosheid, lusteloosheid en hoge bloeddruk. Verder wist ik vaak niet meer wanneer ik vol zat of nog honger had. De situatie leek uitzichtloos. Dan vrat ik soms één kilo kaas achter elkaar op.

Gelukkig werkte ik in die tijd op de afdeling personeelsdienst van de sociale werkvoorziening, waar ik mijn man heb leren kennen. Hij heeft mij enorm geholpen mij van mijn eetstoornis af te helpen. Het heeft drie jaar geduurd en het heeft mij ontzaglijk veel pijn en moeite gekost mijn zelfrespect en zelfvertrouwen terug te winnen. Voor pesterijen ben ik nu niet meer gevoelig, maar de lijdensweg was lang en pijnlijk.
Via de huisarts en de RIAGG heb ik twee jaar lang deelgenomen aan zowel individuele gesprekstherapie als groepstherapie. Ik heb kennis gemaakt met mensen – nu mijn beste

vrienden – die ook een eetstoornis hadden zoals anorexia nervosa, boulimia nervosa en binge eating disorder (bed) . Ik heb geleerd dat de verschillende eetstoornissen vaak eenzelfde gedrag laten zien: obsessie voor eten, angst om aan te komen of af te vallen, hekel aan je lichaam, weinig zelfvertrouwen en faalangst, machteloosheid en het gevoel te kort te schieten. Ik denk zelf dat bij mij de oorzaak voor een groot deel gezocht moet worden in de gezinssituatie en de pesterijen op school.
Mensen beseffen niet wat voor schade iemand oploopt die vooral in zijn jonge jaren gepest wordt. Tegenwoordig zit ik prima in mijn vel. Ik word regelmatig op middelbare- en basisscholen uitgenodigd om mijn persoonlijke verhaal te vertellen over pesten en overgewicht. Het is een niet te onderschatten probleem.

Sanne


## Oriëntatie op de casus

Overgewicht is een wereldwijd probleem. 500 miljoen mensen zijn te zwaar, zowel in ontwikkelde als in onontwikkelde landen. Ook Nederlanders worden steeds dikker. Het aantal mensen met overgewicht stijgt snel en dat begint al bij de jeugd. Een op de zeven kinderen is te zwaar. Ze eten te veel, bewegen te weinig en zijn meestal niet in staat op eigen kracht iets te doen aan hun overgewicht.
400.000 tieners kampen in Nederland met overgewicht. De gezondheidsrisico's zijn aanzienlijk: verhoogde kans op ouderdomsdiabetes, hart- en vaatziekten, vormen van kanker, verhoogde bloeddruk. Psychosociale problemen spelen een belangrijke rol bij het ontstaan van eetstoornissen. Minder eten en meer bewegen lijkt een gemakkelijke remedie. De werkelijkheid is anders. Voorkomen lijkt dus beter dan behandelen.

## Oriëntatie-opdrachten

### Opdracht 1
Haal, met behulp van literatuur – en internet – je kennis op over de ziektebeelden die horen bij de meest bekende eetstoornissen.
Wat zijn de belangrijkste kenmerken, de lichamelijke en sociale gevolgen, de mogelijke oorzaken en de verschillende behandelingsvormen?
Maak een beknopt overzicht per eetstoornis.

### Opdracht 2
Verdiep je ook in de gevolgen van een eetstoornis op de korte en lange termijn. Benoem de gevolgen voor de sociale situatie en de gezondheidssituatie van zorgvragers en hun naasten met deze ziektebeelden.

### Opdracht 3
Wat zijn de belangrijkste aspecten in jouw beroepshouding bij de zorg aan zorgvragers met een eetstoornis?
Welke competenties zijn absoluut noodzakelijk voor de uitoefening van je beroep?

## Leertaak 1: Therapie: have a break, don't take a kitkat

### Oriëntatie

Eetstoornissen zijn ernstige ziekten. De lichamelijke, psychische en sociale gevolgen kunnen zeer groot zijn. De weg naar genezing is vaak (te) lang. Hoe langer een eetstoornis duurt, hoe moeilijker het wordt succes te halen. De drempel naar hulpverlening is hoog. Zorgvragers met een eetstoornis erkennen niet graag dat zij hulp nodig hebben.

### Oriëntatieopdrachten

**Opdracht 1**
a    Oriënteer je grondig op de verschillende moderne therapieën voor zorgvragers met een eetstoornis. Zet ze in schema.
b    Hoe zou je de eetstoornis van Sanne willen noemen en wat vind je van de gekozen therapieën voor Sanne in de casus? Motiveer je antwoord.

**Opdracht 2**
Bekijk bij de behandeling van Sanne wat je rol als verpleegkundige zou kunnen zijn. Intramuraal of extramuraal, de nazorg.

**Opdracht 3**
Zoek uit welke andere beroepsbeoefenaars betrokken kunnen worden bij de behandeling van zorgvragers met een eetstoornis. Hoe werken ze samen om optimale zorg te realiseren? Hoe zou dat bij Sanne moeten gebeuren?

## Leertaak 2: Verpleegplan

### Oriëntatie

In deze leertaak verdiep je je in het geheel aan verpleegkundige zorg en begeleidingsmogelijkheden die in de casus aan de orde zijn geweest.
- Het ontbreken van begeleiding en zorg voor Sanne tijdens haar schoolperiode tot aan haar 18$^e$ jaar.
- Het intakegesprek bij de RIAGG.
- Het begeleidingsplan voor Sanne en haar naasten binnen de thuis- en werksituatie.

### Oriëntatieopdrachten

**Opdracht 1**
Wie hebben gefaald in het erkennen van de problemen van Sanne gedurende haar schoolloopbaan?
Wie hadden wat kunnen en moeten doen en waarom had een preventief begeleidingsplan Sanne kunnen helpen? Verklaar je antwoord.

**Opdracht 2**
Beschrijf als voorbeeld hoe het intakegesprek van Sanne met vertegenwoordigers van de RIAGG naar jouw inzicht zou moeten verlopen.
- Denk aan het vaststellen van de zorgbehoefte op basis van mogelijke verpleegproblemen op psychisch, somatisch en sociaal terrein.
- Verken de mogelijkheden en rollen die de familie en professionele hulpverleners kunnen spelen in het op te stellen begeleidingsplan. Samenwerking, coördinatie en wetgeving: wie doet wat gegeven de geldende wetgeving.

**Opdracht 3**
Stel een begeleidingsplan samen op basis van het intakegesprek. Uitgangssituatie is de thuis- en werksituatie van Sanne, de therapieën, de nazorg.
Welke knelpunten kunnen hierbij een rol spelen. Motiveer je antwoord.

## Leertaak 3: Pesten

### Oriëntatie

In de casus wordt een verband gelegd tussen de gezinssituatie van Sanne: enig kind, dominante vader met losse handen, het pesten op school en het ontstaan van een eetstoornis.
In de literatuur lezen we dat er niet één oorzaak is van eetstoornissen. Het gaat altijd om een combinatie van factoren: cultureelmaatschappelijke factoren, sociale factoren, psychologische factoren en lichamelijke factoren.

### Oriëntatieopdrachten

**Opdracht 1**
De schade die pesten veroorzaakt bij jongeren is lange tijd onderschat. Op school wordt niet ingegrepen in Sannes situatie.
Verdiep je in de rol die begeleiders, vertrouwenspersonen, zorgverleners kunnen spelen bij het voorkomen van pesten bij jongeren en het begeleiden van jongeren die slachtoffer zijn van pesterijen op school.
Stel een actieplan samen over preventie en behandeling van pesten op school en presenteer dit plan op je eigen school.
Maak een verslag van de reacties.

**Opdracht 2**
Uit onderzoek blijkt dat in instellingen voor verstandelijk gehandicapten in alle groepen regelmatig wordt gepest. Dit pesten varieert in de vorm van rotgeintjes tot rolstoelen door de kamer duwen terwijl de cliënt niets terug kan doen. Schelden: 'ga jij maar met je rolstoel op de snelweg rijden'. 'Mongool, sukkel, debiel, wegwezen!' of zoiets. Zeer ernstig agressief gedrag is vaak een van de gevolgen (buien).
Ook zou het nog vaak aan deskundige ervaring ontbreken, protocollen en informatieve lectuur over pesten.
Organiseer een gesprek met groepsleiders en management van een instelling voor verstandelijk gehandicapten over: 'Hoe de begeleiding omgaat, dient om te gaan met pesten in de verstandelijk-gehandicaptenzorg'.
Maak een verslag van je bevindingen.

## Leertaak 4: Voorzieningen en beleid

### Oriëntatie

Nog niet zo lang geleden was afslanken vooral een onderwerp voor damesbladen, waarin de nadruk lag op de esthetiek van het vrouwenlichaam. Tegenwoordig is het een serieus beleidsonderwerp. Postbus 51 spotjes voldoen al lang niet meer.
In de jaren negentig heeft het Voedingscentrum drie grote publiekscampagnes gevoerd:
- *Let op vet* 1991-1995 (accent op preventie hart- en vaatziekten)
- *Goede voeding, wat let je?* 1997-2001 (accent op gezond en evenwichtig eten)
- *Maak je niet dik* (vanaf 2001).

Het succes is mager. De bekendheid met de problematiek is wel toegenomen.
In de VS is men al 100 miljard dollar per jaar kwijt aan het behandelen van aandoeningen die met obesitas te maken hebben. Daarnaast heb je ook indirecte kosten, zoals het verlies aan arbeidsproductiviteit.

### Oriëntatie-opdrachten

**Opdracht 1**
Inventariseer welke beleidsmaatregelen de overheid neemt om obesitas te voorkomen. Welke actuele campagnes zijn gestart of worden overwogen.

**Opdracht 2**
a  Waarom is obesitas een volksgezondheidsprobleem waarvoor een multidisciplinaire aanpak nodig is? In de kranten wordt geschreven: 'Er is een deltaplan nodig voor dikke kinderen'. Welke nieuwe methodieken zijn nodig en wat houdt een multidisciplinaire aanpak in?
b  Waarom is obesitas een maatschappelijk probleem? Wat heeft obesitas met onze huidige leefstijl te maken?

**Opdracht 3**
De strijd tegen het stigma van het overgewicht wordt op vele fronten gestreden. Nederland telt talloze overgewicht regioteams, lotgenotenplatform, praat- en dieetgroepen.
Enkele zijn:
- Nederlandse Obesitas Vereniging
- Stichting Obistas
- Bond van formaat
- Stichting Gezond Gewicht
- Stichting anorexia en boulimia nervosa
- Anonieme overeters
- Weight Watchers
- Dik voor elkaar, enzovoort.

Ga bij drie van de genoemde organisaties na waarin zij overeenkomen en verschillen. Geef ook een persoonlijk oordeel over deze lappendeken aan voorzieningen.

## Evaluatie van de casus

Mogelijke opdrachten

**Opdracht 1**
Organiseer een themabijeenkomst op een school voor beroepsonderwijs (Vmbo, ROC) over eetstoornissen waarbij het verhaal van Sanne het vertrekpunt is.
De bijeenkomst duurt 45 minuten. Je hebt zelf zowel een rol in de regie van de bijeenkomst als een inhoudelijke bijdrage. Het is geen klinische les, want het is de bedoeling dat er discussie ontstaat met leerlingen en leraren/begeleiders over preventie en aanpak van obesitas, preventie en aanpak (protocol) voor pesten op school.
Leg de conclusies en aanbevelingen vast in een projectverslag.

**Opdracht 2**
Schrijf een volledig begeleidingsplan voor de preventie, aanpak en nazorg van een zorgvrager met een eetstoornis. Beschrijf met nadruk de rol van de verpleegkundige in het begeleidingsplan.
Alternatief: neem contact op met een van de organisaties gerelateerd aan obesitas en vraag of je een kritisch verslag mag maken over de gekozen methodiek van de organisatie.

**Opdracht 3**
Geef je mening over de volgende uitspraken:
- Dikke mensen worden onbarmhartig gediscrimineerd, tegengewerkt en getreiterd.
- Overgewicht is te wijten aan een stoornis in de psyche; 'het vet is een veilig pantser'.
- Dikke mensen zijn te ongedisciplineerd om af te vallen, eigen schuld dikke bult.
- Afvallen is een kwestie van bewegen en gezond eten.
- Rolmodellen als Paul de Leeuw, Jaimie Oliver, oud-president Clinton en Ophrah Winfrey kunnen een voortrekkersrol spelen in de strijd tegen obesitas.

# Casus 2: Borderline verhalen

**Standplaats Harreveld**
Gekerm galmt door de gang van Artemis 2, de afdeling voor meisjes met een borderline stoornis in de justitiële behandelinrichting Harreveld in Almelo. "Nee, nee!" Johanna wordt door vier groepsleiders van haar kamer getrokken. Ze wil niet, ze schreeuwt, ze huilt en ze vecht. Johanna is een stevige dame. De mannen met witte plastic handschoenen grijpen een been of arm. Johanna gaat gestrekt tussen hen in de trap af.
'Mama!' brult ze. De zware deur van de isoleerruimte vliegt open. In de hoek van de kale kamer ligt een plastic mat. Johanna – die hier zit vanwege een zedendelict – wordt op haar buik neergelegd. Twee mannen zitten op haar benen, twee zitten in haar oksels en houden de armen in bedwang.
Groepsleider Martijn praat in haar oor: "Je bent in Artemis", zegt hij. "Je moeder is er niet, maar wij zijn bij je". Het schreeuwen van Johanna verandert langzaam in snikken.
Plakken en kleven, zo noemt Martijn het in bedwang houden van een bewoner die uit haar dak gaat. "Johanna is een loeisterk meisje, die trapt zo een ruit in", zegt Martijn. Daarom gaat ze in de 'iso', ze is dan geen gevaar voor zichzelf en anderen. Martijn probeert haar zo snel mogelijk uit de psychose te krijgen. Eerst verheft hij zijn stem, later maakt hij fluisterende geluidjes in haar oor. "Ik weet dat ze daarop reageert".
Dit is een fragment uit een serie verhalen in *de Volkskrant,* die in de zomer van 2005 door Aimée Kiene zijn opgetekend. Harreveld is een behandelcentrum voor jeugdige daders met een psychiatrische stoornis. In Harreveld leren therapeuten aan de hand van een zogenoemde delictcirkel daders van de delicten aan het spreken te krijgen over de emoties die ze hadden voordat ze het delict pleegden.
Harreveld leert ze manieren om uit de cirkel te breken.

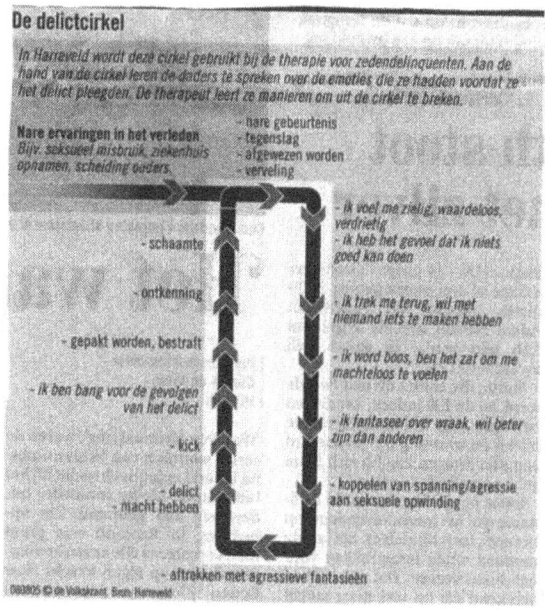

**Het verhaal van Richard**
Op mijn 18$^e$ kreeg ik van van mijn zoveelste hulpverlener te horen dat ik een persoonlijkheidsstoornis had. Eerst had ik ADHD, zeiden ze, nu was het ineens borderline. Enfin, hulpverleners kunnen niet met mij omgaan; evenmin als die mensen uit mijn klas, mijn ouders, broertje of zusje, de buren enzovoort. Op school werd ik veel gepest omdat ik 'anders' was. Vrienden had ik soms voor een tijdje. Het liep altijd uit op ruzie.
Op mijn 14$^e$ ben ik gaan blowen. Spijbelen en weglopen waren geen uitzonderingen. Vaak kraste ik in die periode mijn armen onder, had veel impulsieve buien en nachtmerries. Na

een knallende ruzie met mijn moeder – mijn vader had al eerder de benen genomen – ben ik op mijn 15$^e$ het huis uit gegaan. Eerst sliep ik op straat en later bij kennissen die ervoor zorgden dat ik voor het eerst in aanraking kwam met een maatschappelijk werker. Hij zorgde er voor dat ik in een crisisopvangtehuis kwam. Maar daar wisten ze niet wat ze met mij aan moesten. Ik jankte voortdurend en werd er 's avonds al uitgezet. Een korte periode heb ik onderdak gehad bij familie, maar ik kon daar niet blijven. Daarna heb ik een tijdje van het ene tehuis naar het andere geshopt. In een pleeggezin ging het een tijdje goed. Ik ging weer naar school en haalde zowaar mijn Vmbo-diploma. Daarna ging het weer goed mis. De school – het Mbo – was me te druk. Alles was me weer te druk. Ik was snel agressief, luisterde niet en binnen tien weken ben ik van school getrapt. Een jaar later heb ik het op een andere school nog een keer geprobeerd, maar na twee weken deed ik een zelfmoordpoging. Ik zag het niet meer zitten; er lukt me toch niets. Ik werd gedwongen opgenomen voor drie weken, maar ze wisten niets met mij aan te vangen. Een psychiater vertelt me dat ik borderline heb, maar er gebeurde verder niets. Ik ben toen maar weer naar huis gegaan. Dat ging een tijdje goed. Ik deed vrijwilligerswerk, maar ik kon mijn afspraken moeilijk nakomen. Het krassen in de arm doe ik nog steeds. Ook heb ik veel last van angstaanvallen en kan me moeilijk concentreren. Mijn moeder begrijpt me wel maar ze weet niet hoe ze mij moet helpen. Met een hulpverleenster heb ik een begin van vertrouwen opgebouwd maar ze werd overspannen; met de nieuwe kan ik niet opschieten. Na weer een aanval van angst en agressie werd ik opnieuw gedwongen opgenomen. Ik werd opgenomen op een resocalisatie-afdeling waar ik best veel geleerd heb. Ik heb er een half jaar gezeten. In dat halve jaar heb ik geleerd dat ik best om hulp kan vragen. Dat dagstructuur voor mij erg belangrijk is, alles voor de week plannen, opschrijven, zodat er geen chaos ontstaat. Goed eten en slapen zorgen ervoor dat ik mezelf beter onder controle kan houden. Ook ben ik aan de slag gegaan met een crisissignaleringsplan. Fases opschrijven waarin je zit, als het goed, minder goed of slecht gaat. Hoe je op situaties kan reageren, je woede beheersen. Het was een goed plan en ik kreeg er meer inzicht door.
Het ging zo goed dat ik in aanmerking kwam voor begeleid wonen.
Daar ging het weer helemaal mis. Ik heb er vijf maanden gewoond, waarvan het merendeel met crises op een opname-afdeling. Ik miste de geborgenheid van de afdeling.
Nu ben ik weer thuis en heb een vaste behandelaar van de RIAGG (de derde al in drie maanden...).

## Oriëntatie op de casus

Psychische stoornissen die veel in het nieuws zijn:
- ADHD: attention deficit hyperactivity disorder (aandachtstekort – hyperactiviteitsstoornis).
- Borderline: een persoonlijkheidsstoornis.
- Manisch-depressieve stoornis: een stemmingstoornis.
- Psychose: wanen en hallucinaties.

In de beschreven casus ligt het accent op de borderline persoonlijkheidsstoornis. De term 'borderline' werd eind jaren '30 voor het eerst gebruikt. In die tijd werden psychische stoornissen onderverdeeld in psychoses (verwardheid) en neuroses (angst- en stemmingsstoornissen). Patiënten met verschijnselen die niet goed pasten binnen deze indeling werden borderline genoemd, wat grensgeval betekent. In 1980 werd de aandoening opgenomen in het diagnostisch handboek voor psychiaters: de Diagnostic Statistic Manual (DSM), als borderline persoonlijkheidsstoornis, kortweg borderline.
Ongeveer 150.000 volwassenen hebben borderline (1 à 2% van de volwassenen). Het percentage adolescenten is niet bekend. Wel weten we dat bij probleemjongeren (psychiatrisch opgenomen adolescenten, jeugdige delinquenten en zwerfjongeren) regelmatig borderline wordt geconstateerd (tot 25%). Meer bij meisjes dan bij jongens.

Tussen het 20$^e$ en 30$^e$ levensjaar is borderline het ergst en vaak ook levensbedreigend. Ongeveer 8 tot 10% van de borderliners pleegt ook daadwerkelijk zelfmoord.

## Oriëntatie-opdrachten

### Opdracht 1
Haal met behulp van literatuur en internet je kennis op over de ziektebeelden die horen bij de meest bekende psychische stoornissen. Beantwoord per psychische stoornis 'wat is het?', 'wat zijn de oorzaken en gevolgen?' 'welke behandelingsvormen zijn er?' en 'hoe ga je er mee om?'.
Maak een beknopt overzicht per stoornis.

### Opdracht 2
Verdiep je in de gevolgen van drie bekende 'psychische' stoornissen op korte en lange termijn. Benoem de gevolgen voor de sociale situatie en de gezondheidssituatie van zorgvragers en hun naasten met deze psychische stoornissen.

### Opdracht 3
Wat zijn de belangrijkste kenmerken van jouw beroepshouding bij de begeleiding van zorgvragers met een psychische stoornis?

## Leertaak 1: Borderline en therapie

### Oriëntatie

Borderline is een ingrijpende aandoening met een keur aan verschijnselen en gevolgen. Kenmerkend is een voortdurend patroon van instabiliteit op het gebied van relaties, zelfbeeld, stemming en impulscontrole, beginnend in de vroege volwassenheid. De diagnose borderline is niet eenvoudig te stellen.

### Oriëntatieopdrachten

#### Opdracht 1
Wat zijn de belangrijkste oorzaken en kenmerken met bijbehorende gevolgen van borderline? Het Trimbos Instituut is hierbij een belangrijke informatiebron.

#### Opdracht 2
Beantwoord onderstaande vragen:
a    Welke therapieën worden op dit moment veel toegepast? Maak onderscheid tussen verbale en non-verbale behandelvormen. Besteedt ook aandacht aan de toepassing van medicijnen.
b    Wat is kenmerkend voor de genoemde therapieën?
c    Welke rol is er weggelegd voor de psychiatrisch verpleegkundige?

#### Opdracht 3
Beantwoord onderstaande vragen:
a    Waarom zijn Johanna en Richard zorgvragers met een borderline?
b    Waarin verschillen hun therapieën en waarom?
c    Wat is het grootste knelpunt in het behandelen van mensen met een borderline?

## Leertaak 2: Verpleegplan/behandelplan

### Oriëntatie

De verschijnselen van borderline zijn zo divers en aan de persoon gekoppeld dat het moeilijk is een standaard behandelplan te hanteren. Een uitgebreide en een goed doordachte diagnose is de voorwaarde voor een goed behandelplan en een succesvol verloop van de behandeling.

### Opdracht 1
a    Stel een behandelplan samen op basis van een diagnose waarbij een ambulante behandeling wordt voorgesteld. Iemand woont thuis en volgt op afspraak therapie(ën).
b    De situatie van Richard: aan welke eisen moet een behandelplan voldoen om kans op succes te hebben? Wat ging er bij Richard fout, wat moet er beter?

### Opdracht 2
Welke rol kunnen naasten, lotgenoten spelen in het behandelplan?
Beschrijf een bestaande praktijksituatie.

### Opdracht 3
Onderzoek in welke mate de in Harreveld gebruikte therapie voor zedendelinquenten succesvol is.
a    Wat zijn de succesfactoren en wat zijn de grootste knelpunten bij de behandeling?
b    Wat zijn de belangrijkste vaardigheden van de therapeuten in hun omgang met borderline zorgvragers?
c    Waarom had Richard slechte ervaringen met hulpverleners?

## Leertaak 3: Voorzieningen

### Oriëntatie

In Nederland bestaat een aantal specialistische behandelcentra voor mensen met borderline. Soms, als het echt niet kan, is een kortdurende opname nodig, bijvoorbeeld omdat de thuissituatie ongunstig is of om te voorkomen dat een crisissituatie verergert.

### Oriëntatieopdrachten

### Opdracht 1
Maak een overzicht van erkende behandelcentra voor borderliners. Wat is kenmerkend voor de therapieën? Waarin verschillen zij?

### Opdracht 2
Welke bekende stichtingen, informatiecentra en zelfhulporganisaties houden zich bezig met de borderlineproblematiek? Geef van drie een korte typering.

### Opdracht 3
Onderzoek in je regio welke voorzieningen een aanbod hebben voor borderline zorgvragers.
a    Wat is kenmerkend voor het aanbod?
b    Hoe hoog- of laagdrempelig is de voorziening?

# Leertaak 4: Communicatie en Privacy

## Oriëntatie

De verschijnselen van borderline kunnen ook bij andere psychische stoornissen voorkomen. Het is soms nogal lastig om een borderlinestoornis te onderscheiden van bijvoorbeeld een depressie of angststoornis, ADHD of verslavingsproblemen. Ook komt het voor dat borderline juist samengaat met een van deze aandoeningen.

## Oriëntatieopdrachten

### Opdracht 1
Borderlineverschijnselen komen ook bij andere psychische aandoeningen voor.
a  Wat zou dit moeten betekenen voor diagnosestelling, keuze behandelplan, therapie, inschakeling van lotgenoten, vaardigheidsprofiel van de verpleegkundige, en inzet van professionals?
b  Hoe multidisciplinair moet een behandelteam wel niet zijn om kwaliteit van zorg te kunnen leveren?

### Opdracht 2
Hoe terughoudend moeten begeleiders zijn uit oogpunt van privacy met het informeren van familie, werkgever(s) en anderen over borderline? Welke grenzen zou je stellen en aan wie?

### Opdracht 3
Welke ethische problemen kunnen zich voordoen bij de behandeling van zorgvragers met borderline of een andere psychische stoornis? Raadpleeg hiervoor professionals uit de beroepspraktijk. Aan welke voorwaarden moet een gedwongen opname voldoen?

## Evaluatie van de casus

### Mogelijke opdrachten

#### Opdracht 1
Organiseer een informatiebijeenkomst over borderline: verschijnselen en aanpak bij jongeren, voor (naar keuze) docenten Vmbo, docenten Mbo, medewerkers RIAGG en thuiszorg in de regio. Maak onderscheid tussen ambulante zorg en intramurale zorg. Betrek bij de bijeenkomst deskundigen, lotgenoten en voorlichters.
Schrijf een plan van aanpak. Wat wil je bereiken, voor wie en met wie? Maak tevens een beknopt verslag van de resultaten van de bijeenkomst.

#### Opdracht 2
Houd een interview met een zorgvrager met borderline en maak hiervan een verslag. Beschrijf welke verschijnselen, welke gevolgen, welke therapie, het verloop en de resultaten en knelpunten (alternatief: een interview met een volwassen zorgvrager met ADHD of andere psychische stoornis).
Veel borderliners presenteren zich op internet en willen heel graag ervaringen uitwisselen.Misschien een prima ingang voor een gesprek.

#### Opdracht 3
Mensen met een psychische stoornis doen vaak een groot beroep op hun omgeving. Familie en vrienden hebben vaak moeite met emotionele uitbarstingen en impulsief gedrag. De

onderlinge relaties komen daardoor voortdurend onder spanning te staan. Ook voelt de omgeving zich vaak mede schuldig aan de stoornis.
Welke hulp en adviezen hebben de zorgverleners voor familie en betrokkenen van zorgvragers met een psychische stoornis? Verzamel praktijkervaringen (minimaal drie).

**Opdracht 4**
In Nederland hebben 7 van de 100 kinderen serieuze psychische problemen. Ze zijn overdreven druk, ze voelen zich somber of angstig of ze hebben ernstige eetproblemen. Weer anderen kunnen geen vrienden of vriendinnen maken of hebben last van dwanghandelingen. Ouders en kinderen voelen zich vaak machteloos. Met wie moeten ze er over praten?
Maak een informatiefolder voor ouders over soorten psychische problemen bij kinderen en jongeren; wat ze er zelf aan kunnen doen, wanneer professionele nodig is en waar je die kunt krijgen.

# Casus 3: Het verhaal van Mohammed

Mohammed is een man van 27 jaar. Zijn ouders komen oorspronkelijk uit Turkije. De ouders van Mohammed zijn in de jaren '70 naar Nederland gekomen. Na enkele jaren werk in de haven van Rotterdam zijn ze een klein Turks restaurant begonnen, 'Bosporus'. In het restaurant was het altijd druk. Veel vrienden uit Turkije dronken daar hun thee en bespraken hun toestand hier en die van Turkije. Het ging er vaak heftig aan toe. Politieke sympathieën werden soms luidruchtig uitgewisseld. De sfeer was soms gespannen.

In 1978 werd Mohammed geboren als jongste van vier kinderen. Hij heeft twee broers en een zus. Al snel na de geboorte constateerde de kinderarts een aantal bijzonderheden bij Mohammed. De ogen stonden wat wijd uit elkaar, een erg kleine onderkaak en kromme pinken. Na raadpleging van nog twee andere kinderartsen en verder onderzoek werd vastgesteld dat bij Mohammed een deel van de korte arm van chromosoom 18 ontbrak. In de literatuur wordt deze afwijking het 18p– (spreek uit 18 p-min) syndroom genoemd. Personen met een 18 p– syndroom hebben karakteristieke gelaatskenmerken, vaak een ontwikkelings- en groeiachterstand, een korte nek en skeletafwijkingen.

De informatie viel als een bom in het gezin van Mohammed. Onbegrip en veel verdriet verdrongen de blijdschap van de geboorte. Omdat lang niet alle kenmerken van het 18 p– syndroom bij een kind voorkomen en ook niet onmiddellijk zichtbaar zijn, is het belangrijk de ouders voorzichtig te informeren over de ernst van de afwijking.

Marja, gespecialiseerd in het begeleiden van kinderen met een verstandelijke handicap kreeg de taak de artsen te assisteren bij het vertalen van het 18 p– syndroom naar de ouders. Marja kent de Turkse cultuur en weet de juiste toon en woorden te vinden om de ouders en de andere kinderen op hun gemak te stellen. Marja is gek op de baby en dat straalt ze uit naar de ouders. Geleidelijk aan accepteren de ouders dat Mohammed wel anders is, maar ook heel lief.

In de eerste vijf jaren van Mohammed wordt duidelijk dat Mohammed een aantal karakteristieken van het 18p– syndroom niet of maar een klein beetje heeft. Hij heeft geen grote hersen- en hartafwijkingen. Ook zijn nieren functioneren goed. Mohammed heeft wel een ontwikkelingsachterstand en ook de groei blijft achter bij het gemiddelde. Al snel wordt ook duidelijk dat Mohammed een tekort heeft aan afweerstoffen in zijn bloed. Hij loopt snel infecties op aan oren en luchtwegen. De doktoren zijn er bang voor dat hij epileptisch is en vragen de ouders daar goed op te letten.

Als Mohammed vijf jaar is neemt zijn leven een dramatische wending. In het restaurant, waar hij zijn eigen speelhoekje heeft, is het op 17 september 1978 erg druk. De discussies lopen weer hoog op. Er zijn nieuwe klanten van Turkse komaf die de vader van Mohammed nooit eerder heeft gezien. Ze mengen zich tussen de vaste klanten, stellen aan sommigen politiek getinte vragen, die met argwaan worden beantwoord. Plotseling worden tafels omver gesmeten en vallen er drie schoten. Mohammed ziet hoe zijn vader voor hem neervalt. Het tapijt kleurt rood. Mohammed gilt om zijn vader en kruipt naar hem toe en pakt zijn levensloze hand. Direct daarna wordt Mohammed door zijn zus weggehaald en naar boven gebracht. Hij hoort zijn moeder hysterisch krijsen en dan is het doodstil. In het hoofd van Mohammed zal het nog heel lang stil blijven. De volgende dag staat in de krant dat er een schietpartij is geweest in de Bosporus, waarbij de eigenaar is omgekomen. Het zou misschien gaan om een politieke afrekening of iets in de persoonlijke sfeer. De zaak is nooit opgelost.

De gebeurtenis is voor het gezin een traumatische ervaring geweest, voor Mohammed in het bijzonder. Hij was er bij, het gebeurde voor zijn ogen.

Op 6-jarige leeftijd is Mohammed geplaatst in een gezinsvervangend tehuis (gvt) voor kinderen. Hier heeft hij gewoond tot zijn 16$^e$ jaar. Het was voor hem een stabiele leefomgeving. In het begin kwamen zijn moeder en broers en zus regelmatig op bezoek.

Later is dat minder geworden. Telefonisch heeft hij veel contact met zijn moeder en eenmaal in de twee maanden komt ze op bezoek.
Vanaf zijn 16$^e$ jaar heeft hij in zeven gvt's gewoond. In geen van deze gvt's kon hij aarden. Soms paste hij niet in de groep omdat het verschil in verstandelijke vermogens te groot was. Sinds een jaar woont hij in 'De Regenboog'. Ook hier gaat het niet goed met hem. Het niveau van de bewoners is nu wel gelijk aan dat van Mohammed, maar Mohammed heeft veel last van angsten en psychoses. De traumatische ervaring uit zijn jeugd lijkt een steeds grotere rol te gaan spelen. Het duurt steeds langer voordat hij iemand vertrouwt en nieuwe informatie of veranderingen in de omgeving maken hem in de war. Ook heeft hij last van epileptische aanvallen.
De laatste maanden is de situatie verergerd. Mohammed is heel vaak agressief. Hij gooit met spullen en slaat medebewoners en ook het personeel. Dit gedrag heeft hij vaker laten zien in zijn leven maar het was minder vaak en minder ernstig dan nu. Hij doet niet meer mee aan huishoudelijke taken. Tekenen, waar hij juist zo goed in was, doet hij niet meer.
Als zo'n agressieve bui weer over is, heeft hij spijt. Hij wil dat eigenlijk ook niet, maar hij zegt dat hij er niets aan kan doen. Hij vindt het ook niet fijn dat er steeds weer andere groepsleiders zijn waarmee hij moet samenleven. Het personeelsverloop is in De Regenboog opvallend groot en dit komt de kwaliteit van de zorg niet ten goede.
In overleg met de moeder wordt afgesproken een expertteam-indicatieteam in te schakelen voor Mohammed. Misschien moet hij toch weer verhuizen naar een nog meer gespecialiseerde instelling. De huidige behandelingsmethodiek sluit niet aan op de problemen die Mohammed heeft: het 18p– syndroom en psychische problemen als gevolg van een traumatische ervaring.

## Oriëntatie op de casus

Op basis van een bevolkingsonderzoek uit 1986 wordt geschat dat er circa 103.000 mensen met een verstandelijke handicap zijn. Ongeveer 60.000 mannen en 43.000 vrouwen. Ruim de helft van deze mensen heeft een ernstige handicap. Volgens recent onderzoek in de provincie Limburg zijn er in Nederland ± 111.000 mensen met een verstandelijke handicap (bron: SCP).
Het aantal mensen met een verstandelijke handicap stijgt. Steeds meer jeugdigen maken gebruik van het speciaal onderwijs. In het jaar 2000 gingen bijna 14.000 jongeren met een verstandelijke handicap naar Zmlk-onderwijs. Dit is 70% meer dan aan het begin van de jaren '90.
De stijging heeft te maken met verbeterde levensverwachting van de groep (betere voeding, meer lichaamsbeweging), verruiming van het begrip 'verstandelijk gehandicapt', gebruik van prenatale diagnostiek, verbeterde medische zorg en de sterke stijging van het aantal 50-plussers.
Naast deze kwantitatieve ontwikkelingen zien we ook kwalitatieve ontwikkelingen. De maatschappelijke visie op handicaps verandert. Verstandelijk gehandicapten integreren steeds meer in de maatschappij, in het reguliere onderwijs, in de wijk, buurt, op de televisie enzovoort (denk bijvoorbeeld aan de Josti-band).

## Oriëntatieopdrachten

**Opdracht 1**
De groep mensen met een verstandelijke handicap is zeer heterogeen in ernst, oorzaak van de handicap, leeftijd en bijkomende stoornissen (motorische, zintuiglijke, psychische en gedragsproblemen).
Schets met behulp van literatuur en internet een beeld van groepen verstandelijk gehandicapten die verschillen in de mate waarin ze een beroep doen op begeleiding en voorzieningen.

**Opdracht 2**
In de toekomst wordt verwacht dat het onderscheid in de mate van de verstandelijke handicap (i.q.-niveaus) minder belangrijk wordt. Belangrijker zijn de criteria voor bijzondere ondersteuningsbehoefte van groepen verstandelijke gehandicapten.
a   Welke definitie van een verstandelijke handicap wordt hierbij gehanteerd?
b   Welke criteria zouden hierbij belangrijk zijn? Raadpleeg het Nationaal Kompas voor de volksgezondheid (site verstandelijke handicap).

**Opdracht 3**
Waaruit blijkt dat de maatschappelijke visie op en maatschappelijke acceptatie van verstandelijk gehandicapten is gewijzigd. Geef voorbeelden en motiveer je eigen standpunt.Welke stromingen zijn te onderscheiden?

## Leertaak 1: Diagnostiek, begeleiding en zorggebruik

### Oriëntatie

Het diagnosticeren en begeleiden van iemand met een verstandelijke handicap is een complexe zaak en eist veelal een integratieve diagnose en behandeling. Het gaat altijd om een combinatie van factoren.

### Oriëntatieopdrachten

**Opdracht 1**
Oriënteer je grondig op de mogelijkheden voor diagnostiek en begeleiding van een verstandelijke handicap. Wat zijn oorzaken, beïnvloedende factoren op ontstaan en ontwikkeling van een verstandelijke handicap? Denk aan biomedische, sociale, gedrags- en onderwijsfactoren.

**Opdracht 2**
Welke beïnvloedende factoren hebben een rol gespeeld in het verhaal van Mohammed?

**Opdracht 3**
Geef een voorbeeld waaruit blijkt dat diagnostiek, begeleiding (het verpleegplan) en zorggebruik onlosmakelijk met elkaar samenhangen.

## Leertaak 2: Meervoudige handicaps

### Oriëntatie

Een verstandelijke handicap is anders dan een psychiatrische stoornis. Mensen met een verstandelijke handicap hebben vaker last van psychische problemen dan normaal begaafde mensen. Mensen met een verstandelijke handicap hebben vaak een meervoudige handicap zoals autisme of ADHD. Een verstandelijke handicap gaat nooit over. Je kunt er wel mee leren omgaan. Een speciale aanpak is nodig.

### Oriëntatieopdrachten

**Opdracht 1**
Welke psychische stoornissen – kies een indeling uit de literatuur – komen vaak voor bij mensen met een verstandelijke handicap? Geef een korte omschrijving van de stoornis met

de mogelijke gevolgen voor begeleiding en zorggebruik. Kies er maximaal 5 uit (3 voor jongeren, 2 voor volwassenen).

**Opdracht 2**
Maak een afspraak met een verpleegkundige werkzaam bij een instelling voor verstandelijke gehandicapten uit je regio voor een gesprek over de wijze waarop zij omgaan met meervoudige handicaps bij verstandelijk gehandicapten.
Maak een verslag van een gevalsbeschrijving.

## Leertaak 3: Kwaliteit en continuïteit van zorg

### Oriëntatie

Persbericht Federatie van Ouderverenigingen
9 augustus 2005

Ouders constateren:
Kwaliteit zorg verstandelijk gehandicapten hollend achteruit

Bijna eenderde van de ouders van mensen met een verstandelijke handicap moet hun kind toevertrouwen aan een zorgaanbieder die ze een onvoldoende geven. Ouders vinden dat de kwaliteit verslechtert. Ze moeten een hogere bijdrage betalen. Er zijn tal van onduidelijkheden bij de indicatie. Er zijn grote problemen bij de vrijetijdsbesteding van mensen met een verstandelijke handicap. Bijna de helft van de mensen weet niet wat de indicatie is en kunnen niet beoordelen of de geboden zorg overeenkomt met de indicatie. Tevens wordt een tekort geconstateerd aan huizen waar verstandelijke gehandicapten en psychiatrische zorgvragers zelfstandig kunnen wonen.

### Oriëntatieopdrachten

**Opdracht 1**
Ga na welke maatregelen de overheid neemt om de kwaliteit van de zorg aan mensen met een verstandelijke handicap te toetsen en te waarborgen. Noem methoden en resultaten.

**Opdracht 2**
De Stichting Perspectief, opgericht in 1999, voert externe en onafhankelijke evaluaties uit bij dienstverlenende organisaties voor mensen met verstandelijke beperkingen. Perspectief wil in drie opzichten veranderingen bewerkstelligen:
- veranderingen in visie, beleid en waarden;
- veranderingen in dagelijkse routines;
- veranderingen in ontwikkeling van de dienstverlening.

a  Beschrijf de methodiek van de Stichting Perspectief (de vier standaarden).
b  Wat vind je van de werkwijze (betrouwbare resultaten)?
c  Kunnen de resultaten makkelijk vertaald worden voor de ouders van betrokkenen?

**Opdracht 3**
In 2003 kreeg een derde van de 60.000 personeelsleden van de GGZ te maken met lichamelijke agressie van patiënten, 9% zelfs maandelijks of wekelijks. 14% liep lichamelijk letsel op, 1% botbreuken, 40% ernstige bedreigingen. Er wordt flink gemept in de zorg.
a  Ga op je stage-adres na in welke mate agressie van patiënten voor komt.
b  Hoe wordt er op gereageerd, protocol, afspraken?
c  Is aangifte doen een goed beleidsvoorstel? Motiveer je mening.

## Leertaak 4: Specifieke zorg

### Oriëntatie

De zorg aan mensen met een verstandelijke handicap kent een aantal specifieke kenmerken. De handicap, vaak meervoudig, is levenslang een brengt specifieke zorgvragen met zich mee. Continuïteit in de zorgverlening en duidelijke communicatie met alle betrokkenen is van groot belang. De zorgvragers wisselen nogal eens van instelling, van ambulante naar permanente zorg, van stabiele naar labiele fasen enzovoort. Specifieke begeleiding is noodzakelijk.
Wat is kwaliteit van zorg aan zorgvragers als Mohammed, die vooral behoefte hebben aan een vast aanspreekpunt, iemand die ze volledig kunnen vertrouwen?

### Oriëntatieopdrachten

#### Opdracht 1
a   Welke specifieke zorg – verschillende therapieën – is nodig voor Mohammed? Maak onderscheid in zorgbehoefte in de verschillende levensfasen van Mohammed.
b   Wat is er misgegaan in het bieden van continuïteit aan zorg bij Mohammed?

#### Opdracht 2
Over welke specifieke competenties en beroepsvaardigheden moet je beschikken om als verpleegkundige een professionele zorgrelatie op te bouwen met Mohammed?
Maak een profiel voor een verpleegkundige op de afdeling De Regenboog.

#### Opdracht 3
Bereid een informatieavond voor voor ouders met een kind in een instelling voor verstandelijk gehandicapten. Het onderwerp is indicatie en geboden zorg.
a   Bereid een presentatie voor over het onderwerp.
b   Nodig specifieke deskundigen uit op het terrein van kwaliteitszorg, financiering en vrijwilligerswerk.
c   Maak een plan voor de opzet van de avond.
d   Leg de resultaten vast in een verslag.

### Evaluatie van de casus

Mogelijke opdrachten

#### Opdracht 1
Het internet staat vol met websites waar je informatie kunt vinden over zorg aan verstandelijk gehandicapten met links naar aanverwante onderwerpen.
a   Als je ouders moet informeren over een aantal van die sites, welke criteria zou je dan gebruiken om een keuze te maken?
b   Pas je eigen criteria toe op vijf bezochte sites. Welke keuze wil je gemotiveerd aanbieden aan je collega's op school, op je werkplek?

#### Opdracht 2
Schrijf een wervend artikel voor potentiële mantelwerkers/verpleegkundigen in de verstandelijk gehandicapten zorg. Waarom is werken bij dit type zorg zo dankbaar, boeiend en verrijkend voor je eigen leven?

**Opdracht 3**
Maak een sociale kaart die gebruikt kan worden in jouw regio voor mensen met een verstandelijke handicap en/of psychische aandoening/stoornis. Denk o.a. aan adressen, contactpersonen, platforms en websites.
Stel zelf een literatuurlijst samen met aanbevolen informatiebronnen.

**Opdracht 4**
Bereid een discussiebijeenkomst voor over agressie in de zorg.
a Welke opzet en welke invalshoek kies je?
b Wie nodig je uit?
c Wat wil je bereiken?

# Casus 4: Je eigen casus

## Een casus maken op basis van gegevensverzameling

Deze laatste casus van dit werkboek is een casus die je zelf kiest vanuit je stage- of praktijkervaring. Je kiest een zorgvrager die je zelf in zorg hebt in de differentiatiefase en maakt hierover een casus. Hiervoor heb je veel gegevens over de zorg nodig. Ook wordt van je gevraagd, een redelijk volledig beeld te geven van een zorgvrager met een psychische stoornis of verstandelijke handicap of beide. Dat betekent dus dat de zorgvrager die je kiest al enige tijd in zorg moet zijn. Het is dus van belang op tijd een keus te maken!

## Oriëntatie en voorbereiding op de casusopdracht

1 Kies een zorgvrager met een psychiatrische ziektebeeld of verstandelijke handicap dat niet behandeld is in voorgaande minicasussen.
2 Verzamel alle gegevens over:
   a het ziektebeeld, de prognose, behandeling, de eventuele complicaties en mogelijke andere aanwezige ziektebeelden (medische nevendiagnosen);
   b de verleende basiszorg;
   c de gevolgen van de ziekte in de vorm van verpleegproblemen;
   d de beoogde en behaalde resultaten en de verleende interventies inclusief preventie en voorlichting;
   e het ziekteverloop en verpleegproces vanaf de eerste klachten tot en met de huidige situatie.
3 Haal, met behulp van literatuur, je kennis op over het betreffende ziektebeeld. Kijk naar symptomen, oorzaken, onderzoeken ten behoeve van het vaststellen van de diagnose, behandelmethoden en interventies, prognose en gevolgen van de ziektebeelden.
4 Verdiep je ook in de gevolgen van het ziektebeeld op korte en lange termijn. Benoem de gevolgen voor de sociale situatie en de gezondheidssituatie van zorgvragers met dit ziektebeeld.
5 Wat zijn de belangrijkste aspecten in jouw beroepshouding bij de zorg aan zorgvragers van de door jouw gekozen zorgcategorie?

## Casusopdracht

1 Schrijf in maximaal vijf A4-tjes een casus over het zorgproces van de door jouw gekozen zorgvrager en verwerk daarin alle bovenstaande gegevens.
2 Verwerk in de casus de antwoorden op de volgende vragen:
   a Hoe heeft jouw zorgvrager de opname in de zorginstelling of de intake in de zorgorganisatie (in geval van thuiszorg) ervaren?
   b Welke rol heb jij in de verpleegkundige zorg vervuld, welke zorg en handelingen zijn verricht, hoe heb je ze verricht en waarom heb je dat op die manier gedaan? Had je dat ook anders kunnen doen?
   c Welke andere disciplines hebben een rol gespeeld in de zorgverlening, hoe verliep de samenwerking en was de zorg voldoende op elkaar afgestemd? Wat vindt jouw zorgvrager van de afstemming?
   d Welke specifieke zorg heeft jouw zorgvrager ontvangen en was dit de meest passende zorg voor hem/haar?
   e Verwerk een voorlichtings- en/of begeleidingsplan in je beschrijving.
   f Is er kwaliteit van zorg aan jouw zorgvrager verleend? Hoe weet je of dit goede kwaliteit was? Op welke wijze is dit getoetst?
   g Wat heb je zelf gedaan om zo deskundig mogelijk de zorg te verlenen aan jouw zorgvrager?
3 Lever de opdracht in bij je docent.

# Evaluatie van de casus

Kies in samenspraak met je docent de wijze waarop je wilt evalueren. Dit kan bijvoorbeeld door:
- een mondelinge presentatie van de casus aan docent en medeleerlingen;
- een posterpresentatie (maak zelf één of meerdere posters over 'het leven van een zorgvrager met een psychische stoornis en/of een verstandelijke handicap');
- beoordeling van je casus door de betreffende patiëntenvereniging;
- toevoegen van een 'verbetervoorstel' aan je stage- of praktijkinstelling voor de zorg aan 'jouw' zorgcategorie;
- doe een eigen voorstel voor evaluatie.

# Literatuurlijst, bronnen

## Tijdschriften

Tijdschrift *Klik* (voor de zorg aan verstandelijk gehandicapten)
*Tijdschrift voor psychiatrie*
*Verpleegkundig Vademecum*

## Boeken

Dawson, D. (2003). *Anorexia en boulimia bij jongeren.* Deltas

Dösen, A. (2005). *Psychische stoornissen, gedragsproblemen en verstandelijke handicap: een integratieve benadering bij kinderen en volwassenen*

Heeringen, van M. (1983). *Magerzucht, meer dan afvallen.* Lochum: de Tijdstroom

Hofstra, E., Langeweg P. Maat, van der. (2000). *Aankomen: een grote zorg*

Kalcik, K., *Emancipatie van mensen met een verstandelijke handicap.* (Wetenschapswinkel, in PDF-format)

Linden, J. van der. *Anorexia nervosa overwinnen, boulimia overwinnen.* Tielt: Lannoo.

Mulder, M. (1999). *Verpleegkundige zorg aan jeugdigen met een eetstoornis.*

Spaans, J. *Over anorexia nervosa en wat je er aan kunt doen.* Boom: Meppel.

Vandereycken, W., Noorderbos, G. (2002). *Handboek eetstoornissen.* Utrecht: De Tijdstroom.

## Websites

www.accare.nl
www.dikke-mensen.nl
www.eetstoornis.info
www.sabn.nl
secretariaat@labyrint-in-perspectief.nl
www.clientenbond.nl
steungroep@wegwijs,org.
www.nudietist.nl
www.dikvoormekaar.nl
www.dse.nl
www.stichtingborderline.nl
www.stichtingpandorra.nl
stichting-ex6@helpt.nl
www.korrelatie.nl
www.psychowijzer.nl
www.klinische-psychotherapie.nl

Vul zelf deze literatuurlijst aan met relevant bronnenmateriaal, waaruit je zelf hebt geput.

GPSR Compliance

The European Union's (EU) General Product Safety Regulation (GPSR) is a set of rules that requires consumer products to be safe and our obligations to ensure this.

If you have any concerns about our products, you can contact us on

ProductSafety@springernature.com

In case Publisher is established outside the EU, the EU authorized representative is:

Springer Nature Customer Service Center GmbH
Europaplatz 3
69115 Heidelberg, Germany

www.ingramcontent.com/pod-product-compliance
Ingram Content Group UK Ltd.
Pitfield, Milton Keynes, MK11 3LW, UK
UKHW051128200426
11947UKWH00040B/1538